Die 12 Ansichten über das Impfen

Entwürfe für die Zukunft – Band 12

Kontakt: www.HarryEilenstein.de
Harry.Eilenstein@web.de
Harry Eilenstein bei youtube

Impressum: Copyright: 2022 by Harry Eilenstein – Alle Rechte, insbesondere auch das der Übersetzung, vorbehalten. Kein Teil des Buches darf ohne schriftliche Genehmigung des Autors und des Verlages (nicht als Fotokopie, Mikrofilm, auf elektronischen Datenträgern oder im Internet) reproduziert, übersetzt, gespeichert oder verbreitet werden.

Verlag: BoD · Books on Demand GmbH, Überseering 33, 22297 Hamburg, bod@bod.de
Druck: Libri Plureos GmbH, Friedensallee 273, 22763 Hamburg

ISBN: 978-3-8192-0887-4

Inhaltsübersicht

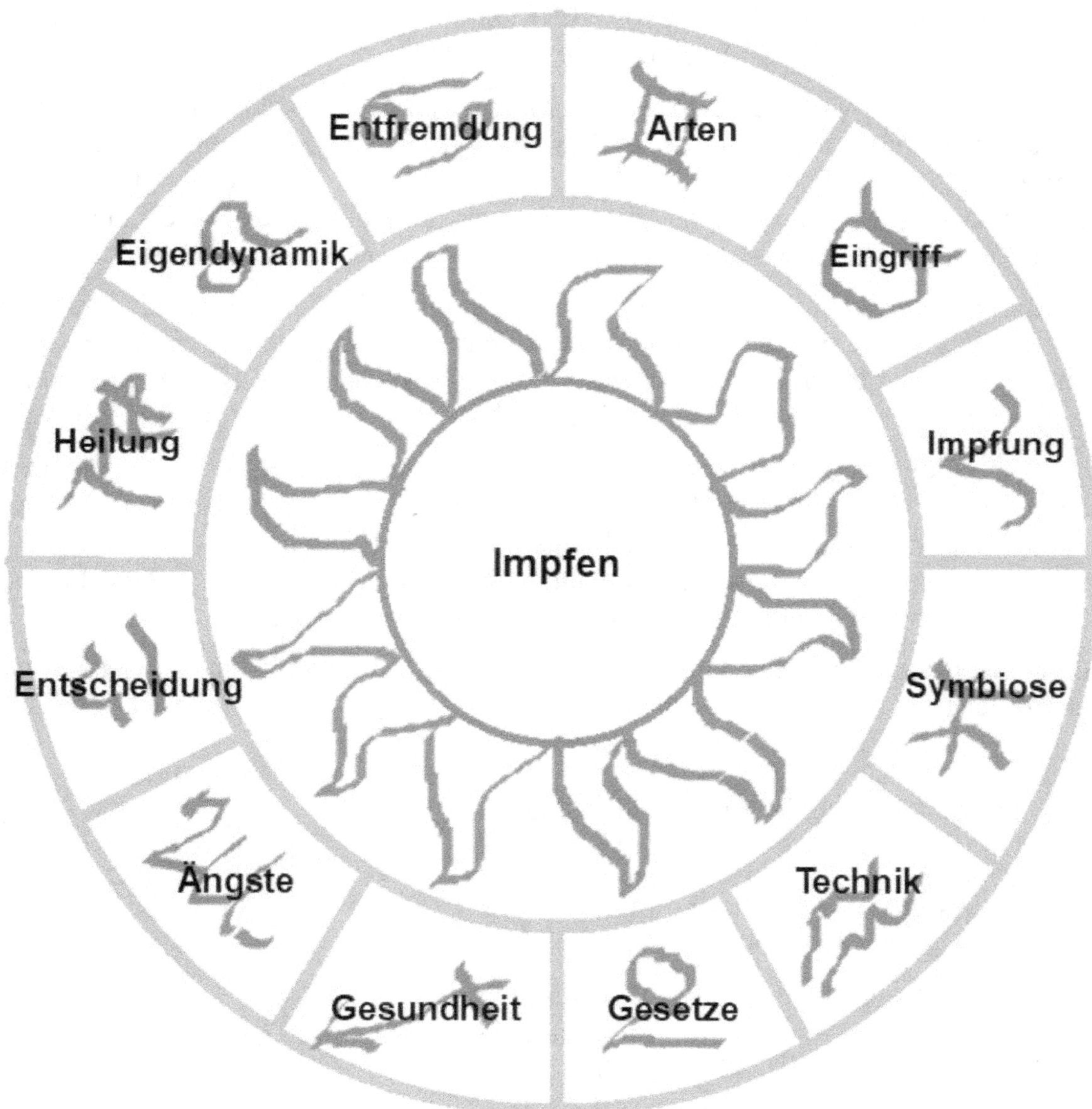

Warum 12?

Alle Bücher dieser Reihe haben genau 12 Kapitel – was sich ja auch in den Titeln dieser Bücher widerspiegelt. Warum?

In diesen Büchern wird der Tierkreis als Matrix von 12 verschiedenen Sichtweisen auf die Welt verwendet, um das Thema des Buches möglichst umfassend in 12 Kapiteln zu betrachten. Dadurch wird eine ausgewogenere, umfassendere und tiefere Einsicht in das jeweilige Thema erlangt als es ohne ein solches Raster, ohne eine solche Matrix möglich wäre.

Der Tierkreis wird in dieser Buch-Reihe als Forschungs-Hilfsmittel benutzt, durch das die Einseitigkeiten in der Betrachtung zumindest vermindert werden können. Weiterhin werden durch dieses Vorgehen diese 12 Sichtweisen auch als Ergänzungen zueinander, als organische Teile eines Ganzen deutlich.

Die Inspiration zu diesem Vorgehen stammt aus Hermann Hesses Roman „Das Glasperlenspiel", für das er 1946 den Literatur-Nobelpreis erhielt. In diesem Roman beschreibt er die öffentlichen Darstellungen von Übersichten und Gesamtbetrachtungen, die mithilfe von verschiedenen allgemeinen Strukturen wie z.B. dem Ba Gua aus dem chinesischen Feng-Shui angefertigt und aufgeführt werden.

Diese Buch-Reihe ist ein Versuch, Hesse's Idee im ganz Kleinen konkret zu verwirklichen.

Die Blickwinkel der 12 Tierkreiszeichen sind:

♈	Widder:	Spontaner
♉	Stier:	Genießer
♊	Zwilling:	Neugieriger
♋	Krebs:	Familienmensch
♌	Löwe:	Egozentriker
♍	Jungfrau:	Handwerker
♎	Waage:	Schöngeist
♏	Skorpion:	Tiefgründiger
♐	Schütze:	Idealist
♑	Steinbock:	Realist
♒	Wassermann:	Theoretiker
♓	Fische:	Träumer

1. Impfung

φ

Seit der Corona-Pandemie ist das Impfen wieder zu einem Thema geworden, über das heftig gestritten wird. Die beiden Fronten des „Dafür" und des „Dagegen" standen sich dabei oft unversöhnlich gegenüber.

Vielleicht kann man einem sinnvollen Verhalten näher kommen, indem man sich genau anschaut, was bei einer Impfung eigentlich geschieht und warum das Impfen überhaupt erfunden worden ist.

Verabreichungs-Formen

Zunächst einmal besteht eine Impfung daraus, dass dem Körper eine Substanz hinzugefügt wird: durch eine Spritze, durch die Einnahme mit dem Mund oder durch ein Pflaster auf der Haut.

Die meisten Impfstoffe werden durch eine Spritze verabreicht, da die Verdauung die meisten Impfstoffe teilweise oder ganz neutralisiert. Daher ist die Schluckimpfung recht selten. Auch die Einnahme durch ein Pulver oder eine Flüssigkeit, die in die Nase gegeben und dort von den Schleimhäuten aufgenommen wird, ist eher selten. Die Aufnahme der Impfstoffe durch die Haut mithilfe eines aufgeklebten Pflasters mit Wirkstoffen ist zumindest bisher noch seltener.

Aktive und passive Impfungen

Man kann zwei Arten der Impfung unterscheiden, die auch grundlegend verschiedene Wirkungen haben:

Bei der **passiven Impfung** werden dem Körper Antikörper verabreicht. Diese Antikörper übernehmen – solange sie in ausreichender Menge im Körper vorhanden sind, die Verteidigung gegen die Krankheitserreger. Diese Antikörper werden aus dem Blut von Tieren oder Menschen gewonnen, die die Krankheit bereits gehabt und überstanden haben. Diese Impfung wird nur angewandt, wenn jemand bereits erkrankt ist und dringend Hilfe braucht, weil der Körper des Kranken zu schwach ist, um sich selber zu helfen, oder weil der Körper bei einer bestimmten Gefahr wie z.B. nach dem Biss durch einen tollwütigen Hund generell Unterstützung braucht.

Diese Art der Impfung wirkt sofort, weil bei ihr das benötigte Gegenmittel verabreicht wird. Dieser Schutz ist allerdings nicht von Dauer und muß immer wieder einmal aufgefrischt werden – die Antikörper werden schließlich nicht vom Körper produziert, sondern kommen von außen und werden dem Körper zugefügt.

Einige Totimpfstoffe wie z.B. die Impfstoffe gegen Tetanus töten nicht den Erreger, aber verhindern den Ausbruch der Krankheit, indem sie die Giftstoffe der Erreger neutralisieren, die die Krankheit auslösen.

Bei der **aktiven Impfung** werden dem Körper entweder der lebende Krankheitserreger selber (Lebendimpfstoff) oder Teile des toten Krankheitserregers (Totimpfstoffe) verabreicht. Diese Impfstoffe aktivieren das körpereigene Immunsystem, das dann die benötigten Antikörper produziert. Bei dieser Methode lernen die weißen Blutkörperchen, den Erreger zu töten. Die weißen Blutkörperchen haben zwar ein Gedächtnis, das sich merkt, wie sie den Erreger töten können, doch bei manchen Erregern muss das Gedächtnis der weißen Blutkörperchen nach einigen Jahren aufgefrischt werden.

Bei der aktiven Impfung müssen erst im Verlauf von einigen Tagen bis zwei Wochen die Antikörper gebildet werden, die dann in Zukunft vor der Krankheit schützen.

<u>Natürliche Impfung</u>

Die allererste Impfung findet bereits im Mutterleib statt: Das Blut des ungeborenen Kindes erhält über die Nabelschnur die Antikörper, über die die Mutter verfügt. Diese natürliche Impfung zählt zu den passiven Impfungen, da der Körper dabei die Antikörper von außen her „geschenkt" bekommt. Diese Impfung ist die „passive Blut-Impfung".

Auch durch das Stillen werden Antikörper aus dem Körper der Mutter in den Körper des Kindes übertragen – nun jedoch nicht mehr durch die Blutbahn (Nabelschnur), sondern über die Brüste und den Mund. Dies ist die „passive Milch-Impfung".

Diese beiden natürlichen Impfungen des Kindes wirken einige Wochen bis einige Monate lang. Diese Impfung ist natürlich nur gegen die Krankheiten wirksam, gegen die die Mutter eine Immunität – also Antikörper – besitzt. Diese natürliche Impfung schützt das Neugeborene nicht gegen alle Krankheiten.

Wirkungsspektrum

Impfungen wirken gegen Viren, gegen Bakterien und gegen Krebs. Impfungen wirken hingegen nicht gegen Pilzerkrankungen. Dies liegt daran, dass bei einer Impfung Stoffe in die Blutbahn gelangen – per Spritze, Einnahme oder Pflaster. Bakterien befinden sich, wenn sie eine Krankheit auslösen, im Körper, also in der körpereigenen Substanz, nicht in dem Verdauungstrakt. Viren befinden sich, wenn sie eine Krankheit verursachen, in der DNS einer Zelle – aber dorthin gelangen sie über die Blutbahnen. Pilze hingegen sitzen entweder außen auf der Haut oder innen auf der Haut, d.h. im Verdauungstrakt, im Genitalbereich oder in der Blase. Auch Krebserkrankungen zählen zu Schäden im Körper selber, also in der körpereigenen Substanz.

Impfungen sind sozusagen eine „interne Maßnahme", die im Körper selber wirkt.

Der Impfbereich			
körperdefinierender Substanzen *(Zellkerne)*	Viren (Impfung)	Viren (Impfung)	Viren (Impfung)
körpereigene Substanzen *(Blut, Organe)*	Bakterien (Impfung)	Baktieren (Impfung)	
körperfremde Substanzen *(auf der Haut, im Verdauungstrakt, in der Blase, in den Genitalien)*	Pilze (keine Impfung)		

2. Eingriff

♉

Grenzverletzung

Eine Impfung ist ein Eingriff und folglich auch erstens eine Verletzung der eigenen Grenze und zweitens die Vermischung der eigenen Substanz (Körper) mit einer fremden Substanz.

Das klingt zunächst einmal nicht gut, sondern eben wie eine Grenzverletzung – die das Impfen ja auch tatsächlich ist. Allerdings erhält jeder Mensch bereits vor seiner Geburt durch die Nabelschnur von seiner Mutter Antikörper in sein eigenes Blut geschleust, die er nicht selber hergestellt hat: die passive „Blut-Impfung" oder „Nabelschnur-Impfung". Und durch das Stillen – sofern das Baby gestillt wird – erhält noch ein zweites eine Impfung: die passive „Milch-Impfung". So betrachtet wird jeder Mensch und auch jedes Säugetier mindestens einmal (über das Blut), in der Regel jedoch zweimal (über Blut und Milch) „auf natürliche Weise" geimpft.

Diese beiden „natürlichen Impfungen" sind offensichtlich keine Grenzverletzung, die das Ziel einer Schädigung hat, sondern eine „Grenzüberschreitung", die das Ziel der Erhöhung des Schutzes vor Krankheiten hat. Nicht jeder Übertritt über eine Grenze von außen nach innen hin, bei der man nicht um Zustimmung gefragt wird, ist folglich eine „bösartige" Grenzverletzung. Allerdings sind auch keineswegs alle Grenzverletzungen „gutartig" – schließlich sind auch die Viren und Bakterien, die die Krankheiten auslösen, die durch die aktiven Impfungen verhindert bzw. durch die passiven Impfungen geheilt werden sollen, Grenzverletzer.

Man muß bei diesen Grenzverletzungen also auf die Motivation achten, mit der sie geschieht. Bakterien und Viren, die Krankheiten auslösen, sind sozusagen Diebe und teilweise sogar Mörder, während die passiven Impfstoffe sozusagen ein Heer sind, das von außen dem eigenen Land zu Hilfe kommt – und die aktiven Impfstoffe sind gewissermaßen Militärausbilder für das eigene Heer.

<u>Vielfalt der Impfstoffe</u>

Durch die Impfstoffe sind eine ganze Reihe von Krankheiten weitgehend oder völlig ausgerottet worden, die früher große körperliche Schäden verursacht und in vielen Fällen zum Tod geführt haben.

Es gibt inzwischen Impfstoffe gegen: Affenpocken, Blutvergiftung, Cholera, Covid-19, Diphterie, Fleckfieber, FSME (Zecken), Gebärmutterhalskrebs, Gelbfieber, Grippe, Gürtelrose, Haemophilus, Influenza (Grippe), Hepatitis A und B, Herpes, Hirnhautentzündung, Japanische Enzephalitis, Keuchhusten, Kinderlähmung, Lungenentzündung, Masern, Meningokokken, Mumps, Pest, Pneumokokken, Pocken („Blattern"), Q-Fieber, Rabiesvirus, Rotavirus, Röteln, Schweinegrippe, Tollwut, Windpocken usw.

Gegen viele Krankheiten wie z.B. HIV, Malaria, Hepatitis C, Lepra und Syphilis gibt es jedoch noch keine wirksamen Impfstoffe. Derzeit befinden sich 36 weitere Impfstoffe in der Entwicklung, aber sind noch nicht ausgereift und anwendbar.

Es gibt nicht nur Impfstoffe für Menschen, sondern auch viele Impfstoffe für verschiedene Krankheiten bei verschiedenen Tieren wie Pferden, Rindern, Hunden, Katzen, Hühner usw.

<u>Erfolge</u>

Die Pocken-Seuche hat zwischen 1900 und ihrer Ausrottung 1978 weltweit 375 Millionen Tote gefordert – das sind 5 Millionen Tote pro Jahr. Während die Pocken seit 1978 ausgerottet sind, mutieren manche Erreger wie z.B. der Grippe-Virus sehr oft, weshalb sie kaum dauerhaft zu besiegen sein werden. Manche Impfstoffe mildern auch lediglich den Krankheitsverlauf, aber können die Krankheit nicht ganz verhindern.

Es gibt zudem auch keine Impfung, die vollkommen sicher ist. Allerdings wird das Auftreten der Krankheiten drastisch verringert. So gingen z.B. durch die Impfung fast aller Kinder in Deutschland, Österreich und DDR gegen Kinderlähmung in den Jahren 1960-1962 die Fälle von Kinderlähmung bis 1965 um mehr als 99% zurück – danach gab es nur noch ganz vereinzelte, meist importierte Fälle.

In BRD waren vor der Wiedervereinigung 1990 nur 10% der Menschen gegen Keuch-

9

husten geimpft, in der DDR waren es hingegen 90%. Nach der Wiedervereinigung stieg die Anzahl der Keuchhusten-Erkrankungen in der ehemaligen DDR auf das 100-fache von vorher an, weil die Rate der Geimpften deutlich sank.

In den USA konnten die Infektionsfälle durch Impfungen deutlich reduziert werden: bei den Pocken um 100,00%, bei der Diphterie um 99,99%, bei den Masern um 99,98%, bei der Influenza (Grippe) um 99,73%, beim Mumps um 99,61%, bei den Röteln um 99,28% sowie beim Keuchhusten um 95,74%.

Durch die Verbreitung der Impfungen konnte auch die Kindersterblichkeit deutlich reduziert werden.

Derzeit sterben pro Jahr ca. 2.000.000 Menschen an Krankheiten, die durch Impfungen hätten verhindert werden können.

Herdeneffekt

Damit sich ein Krankheits-Erreger ausbreiten kann, braucht er „Wirte" (Menschen und Tiere), in denen er ausbrechen und sich vermehren und von dem aus er sich wieder auf andere übertragen kann. Das bedeutet, dass der Erreger es leicht hat, wenn er alle, die ihm begegnen, anstecken kann.

Wenn jedoch die Hälfte der Menschen immun gegen ihn ist, hat er es schon deutlich schwerer, sich zu verbreiten – jeder zweite Mensch ist eine „Niete", in der er sich nicht vermehren kann.

Wenn bereits 75% der Menschen immun ist, muss der Erreger schon recht mühsam nach einem Menschen suchen, der für ihn keine „Niete" ist, weil er immun ist – nur jeder vierte Mensch ist für ihn ein „Treffer".

Ab ca. 85% „Nieten" in einer Gemeinschaft, also durch Menschen, die durch die Genesung von der Krankheit oder durch eine Impfung bereits immun geworden sind, wird die Ausbreitung des Erregers so gut wie unmöglich – d.h. die Ansteckung wird unterbrochen und die Krankheit endet in der betreffenden Gemeinschaft von Menschen.

Das Anstreben dieses Herdeneffekts wird manchmal auch mit dem netten Namen „Durchseuchung" beschreiben.

3. Arten

II

Es gibt drei Arten von aktiven Impfstoffen, die für die Impfungen benutzt werden, bei der der Körper selber die Antikörper gegen die betreffende Krankheit herstellt. Dies sind 1. der lebende Erreger, 2. der tote Erreger oder Teile von ihm und 3. Teile der RNS dieses Erregers.

Lebende Erreger

Die Benutzung eines lebenden Erregers (Virus, Bakterie) sieht zunächst einmal aus wie ein absichtliches Auslösen der Krankheit, zu der dieser Erreger normalerweise führt. Allerdings wird zum Impfen nicht der normale Erreger verwendet, sondern eine Variante dieses Erregers, die zwar lebt und sich vermehren kann, aber die keine oder nur eine sehr stark abgeschwächte Krankheit bei ihrem Wirt mehr hervorrufen kann.

Dieser modifizierte Erreger ist dem ursprünglichen Erreger jedoch noch so ähnlich, dass die Antikörper, die der Mensch gegen diesen harmlosen Erreger bildet, auch gegen die ursprünglichen, gefährlichen Erreger wirksam ist. Die harmlosen Erreger sind sozusagen das Übungsobjekt für das Immunsystem des Menschen, an dem es gefahrlos üben kann, wie es im Notfall auch mit dem ursprünglichen Krankheits-Erreger fertig werden kann.

Bei dieser Methode wird das Immunsystem an einem harmlosen Gegner ausreichend trainiert.

Tote Erreger

Während bei der vorigen Methode noch ein echter, aber harmloser Gegner im Ring vor dem Immunsystem des Menschen steht, hat das Immunsystem bei dieser Methode nur noch einen Punchingball, auf den das Gesicht des Erregers gemalt worden ist, zur

Verfügung. An ihm kann er üben, wie er den Krankheits-Erreger besiegen kann. Doch auch diese Methode, bei der er nur an dem toten Erreger oder an Teilen von ihm übt, ist effektiv: Der Körper weiß anschließend, was er im Ernstfall machen muss.

RNS des Erregers

Diese Vorgehensweise unterscheidet sich nur geringfügig von der vorigen Methode. Während bei dem toten Erreger oder seinen Teilen noch mehr oder weniger der gesamte Erreger als „Punchingball" für das Immunsystem dient, ist die RNS-Methode ein wenig präziser. Sie versucht es nicht mehr mit dem Flächenbeschuss, bei dem schon irgendein Schlag treffen wird, sondern sie sucht sich eine Stelle aus, an der der Angreifer sofort durch ein einzigen Schlag an diese Stelle in die Knie gehen wird. Der Impfstoff gegen den Corona-Virus ist der erste RNA-Impfstoff, der hergestellt wurde.

Die RNS ist innerhalb einer Zelle der Bote zwischen der DNS im Zellkern, die den Bauplan der Zelle darstellt, und den „Organen" in der Zelle (Ribosomen, Mitochondrien, Golgi-Apparat usw.), die mithilfe der RNS durch den Zellkern gesteuert werden. Die RNS ist gewissermaßen das Nervensystem der Zelle.

Wenn das Immunsystem lernt, diese RNS-Boten des Krankheits-Erregers zu blockieren oder zu zerstören, dann kann die DNS des Erregers sich selber nicht mehr steuern und wird inaktiv und zerfällt nach und nach. Das Lahmlegen der RNS des Angreifers führt zu seinem Black-out … Er liegt ohnmächtig vor dem Immunsystem im Ring und der Ringrichter kann den Erreger auszählen …

4. Entfremdung

♋

Impfstoffe sind Fremdkörper in dem eigenen Blut oder in dem eigenen Gewebe – daran lässt sich nicht rütteln. Das führt dazu, dass der Körper auch Krankheits-Symptome zeigt – schließlich werden auch die meisten Krankheiten durch Fremdstoffe wie Gifte, Pilze, Bakterien und Viren ausgelöst.

Diese Symptome – also die Nebenwirkungen der Impfungen – sind vor allem Schmerzen an der Einstichstelle der Spritze, Schwellungen und Rötungen. Bei manchen Impfungen treten allerdings auch keinerlei Symptome auf.

Es können auch abgeschwächte Formen der Symptome der Krankheit, gegen die geimpft worden ist, auftreten. Auch diffuse Grippe-artige Symptome sind bekannt. In sehr seltenen Fällen kommt es auch zu einer gefährlichen Weitung der Blutgefäße, durch die der Blutdruck sinkt.

Zu richtigen Impfkomplikationen, d.h. zu heftigere Reaktionen, kommt es nur bei nur bei 0-5% der Geimpften – wobei dieser Anteil bei den verschiedenen Impfungen unterschiedlich ist. Der Durchschnitt der heftigeren Krankheits-ähnlichen Symptome nach einer Impfung liegt unter 1% liegen. Doch auch diese Impfkomplikationen sind noch immer deutlich harmloser als sie bei dem Ausbruch der Krankheit wären, gegen die geimpft worden ist. Bisher war keine der Impfkomplikationen tödlich und es sind auch keine Langzeitschäden bekannt.

Eine Impfung ist immer ein künstlicher hervorgerufener Kampf mit einem Fremdkörper. Das bedeutet, dass Personen, die bereits durch Krankheiten o.ä. geschwächt sind, nur passive Impfungen vertragen (die Antikörper werden gespritzt). Ihnen sollten keine aktive Impfungen (der Leib muss selber Antikörper bilden) verabreicht werden, da der Körper des Kranken bereits gestreßt ist.

Von aktiven Impfungen sind auch Menschen ausgenommen, deren Immunsystem nicht oder nur noch sehr eingeschränkt funktioniert – z.B. HIV-Kranke.

5. Eigendynamik

ℌ

Menschen haben ein Immunsystem und können sich daher auch selber ohne die Hilfe von Impfungen gegen Krankheiten wehren. Das ermöglicht zwei vollkommen verschiedene Einstellungen und eine große Palette an Zwischentönen zwischen diesen beiden Polen.

Der eine Pol sagt, dass er so viel Hilfe wie möglich erhalten will, um sich zu schützen – der andere Pol sagt, dass er so wenig Einmischung von außen will und selber mit den Krankheiten klar kommt. Dazwischen gibt es dann die, die abwägen, bei welchen Krankheiten sie Hilfe durch Impfungen erhalten wollen und bei welchen nicht.

Es ist offensichtlich, dass es hier keine Einigkeit geben kann, sondern sich jeder den zu ihm passenden Platz auf diese Skala von „Ich will jede mögliche Hilfe!" bis „Lasst mich bloß in Ruhe!" suchen wird.

Das, was hier gebraucht wird, ist eine möglichst zutreffende Selbsteinschätzung: Wie gut ist mein Immunsystem? Wie gut bin ich mit den bisherigen Impfungen zurechtgekommen? Welche Seuchen gibt es noch in dem Land, in das ich jetzt fliege? Wie gut sind die Selbstheilungs-Fähigkeiten meines Körpers?

Man kann sich in diesem Zusammenhang auch fragen, wie man zu anderen Medikamenten und Behandlungsmethoden steht. Schließlich ist die Einnahme eines Medikamentes auch ein Eingriff in die Eigendynamik des eigenen Körpers. Man kann z.B. Antibiotika als einen weitaus aggressiveren Eingriff in die Dynamik des eigenen Körpers ansehen als eine Impfung – schließlich schickt man bei der Einnahme von Antibiotika sozusagen ein ganzes externes Panzergeschwader los, das die Krankheits-Erreger töten soll …

Impfstoffe sind bei der passiven Impfung Antigene – bei der aktiven Impfung enthalten die Impfstoffe Substanzen, die den Körper dazu bringen, selber Antigene herzustellen. Nun sind Antigene (Antikörper) ja nichts sonderlich Exotisches – sie befinden sich in jeder Nahrung, auf der Oberfläche von Pilzen, Bakterien und Viren.

Durch die eigenen Mahlzeiten nimmt man weit mehr Antigenen auf als man jemals in seinem Leben gespritzt bekommen könnte. Ein Kind kommt täglich mit bis zu 100 neuen Antigenen in Kontakt – bei einem Erwachsenen nimmt diese Zahl allmählich ab, weil er nach und nach den meisten Antigenen, die im freien Umlauf auf der Erde sind, schon einmal begegnet ist.

Das bedeutet, dass der Körper den Umgang mit Antigenen gewohnt ist und dass er gelernt hat, Freund von Feind zu unterscheiden, also harmlose von schädlichen Antigenen.

Doch die Selbsteinschätzung bezüglich von Impfungen geht in der Regel deutlich mehr von einem Lebensgefühl aus als von der möglichst exakten und detaillierten Kenntnis der Vorgänge bei einer Impfung …

6. Heilung

♍

Die Impfung ist einer von vielen Ansätzen, um die Gesundheit zu erhalten bzw. sie wieder herzustellen. Möglicherweise lässt sich die Impfung besser einordnen, wenn man diese verschiedenen Ansätze einmal nebeneinanderstellt und sie miteinander vergleicht.

Auflösen der Bedrohung

Der grundlegendste Heilungsansatz ist die Beseitigung und die Verhinderung von Bedrohungen wie Vulkanausbrüchen, Kriegen, Überschwemmungen und dergleichen mehr.

Die Impfung ist aus dieser Sicht auch eine Beseitigung von Bedrohungen, wobei die Bedrohung von den Krankheits-Erregern ausgeht.

Behebung des Mangels

Einer der grundlegenden Krankheitsursachen, die durch eine Schwächung des Körpers entsteht, ist der Mangel an Nahrung, Trinkwasser, Wohnraum und Hygienemöglichkeiten.

Man könnte die Impfungen als Beseitigungen des Mangels an den notwendigen Antikörpern ansehen.

Ergänzung

Vitamine, Spurenelemente u.ä. sind spezielle Nahrungsmittel, von denen nicht viel gebraucht wird, aber die notwendig sind.

Dasselbe gilt für die Antigene, mit denen der Körper Krankheiten bekämpft.

chemische Hilfen für den Körper

Medikamente sind speziellere chemische Hilfen für den Körper als die Vitamine und die Spurenelemente, da die Medikamente meistens künstlich erzeugt werden und in der Natur so nicht vorkommen. Allerdings gibt es auch viele „einfache" Medikamente, die aus Pflanzen oder Tieren ehrgestellt werden wie z.B. Tees oder Eukalyptusöl.

Auch die Impfstoffe kommen in der Natur vor – in Tieren und in Menschen, die die betreffende Krankheit bereits überstanden haben. Auch hier wird also die Substanz, die eine bestimmte Eigenschaft hat, von einem Lebewesen auf das andere übertragen.

Impfen

Das Impfen ist sozusagen eine freiwillig eingegangene Symbiose mit einem Fremdstoff, der in der als Impfung verabreichten Form nicht im eigenen Körper vorkommt, der jedoch die Fähigkeiten des eigenen Körpers erhöht.

physische Eingriffe

Bei einer Operationen wird der physische Körper physikalisch verändert – z.B. indem der entzündete Blinddarm entnommen oder ein künstliches Hüftgelenk eingesetzt wird.

Hier besteht keine Ähnlichkeit mit dem Impfen.

physische Ergänzungen

Die Ergänzung des Körpers durch ein künstlich erzeugtes und ihm zugefügtes Teil wie ein Gebiss, eine Krücke oder ein Herzschrittmacher stellt die Handlungsfähigkeit dieses Menschen weitgehend wieder her.

Auch hier besteht keine Ähnlichkeit mit dem Impfen.

Sport

Der Sport und allgemein die körperliche Bewegung fördert die Kraft und somit auch die Gesundheit und die Widerstandskraft des Körpers.

Man könnte auch eine Impfung als „Stärkung der Widerstandskraft" ansehen.

Gleichgewicht

Einige medizinische Richtungen vor allem in Asien und im europäischen Mittelalter definieren Gesundheit als das Gleichgewicht zwischen verschiedenen Grundqualitäten, die „Elemente" genannt werden und die die Gesundheit durch das Gleichgewicht zwischen diesen vier oder fünf Elementen wiederherstellen.

Hier besteht keine Ähnlichkeit mit dem Impfen.

Anregung der Selbstheilung

Bei der Schwingungsmedizin (Frequenzmedizin) wird der Körper durch meist elektromagnetische Schwingungen insgesamt in seine heile Grundschwingung zurückversetzt, wodurch die Entstehung von Krankheiten vermieden wird.

Hier besteht keine Ähnlichkeit mit dem Impfen.

Erinnerung an den heilen Zustand

Der Ansatz der Homöopathie ist dem vorigen Ansatz recht ähnlich. Bei ihm wird die Heilung durch das Verabreichen eines „Kügelchens" bewirkt, das durch eine extrem starke Verdünnung aus einem Stoff hergestellt worden, der bei einem Gesunden die Krankheitssymptome auslöst, die bei dem Kranken geheilt werden sollen. Dabei erinnert sich der Körper daran (oder lernt), wie er sich gegen die Krankheit wehren kann. Dabei enthält das Kügelchen durch die starke Verdünnung jedoch nichts mehr von dem Stoff, aus dem es durch Verdünnung mit Milchzucker oder Alkohol hergestellt worden ist.

Diese „Kügelchen" werden z.T. auch aus den Erregern der Krankheit oder Sekreten eines Menschen, der an dieser Krankheit leidet, durch extreme Verdünnung hergestellt. Diese Globuli werden „Nosoden" genannt.

Der Ansatz ist hier sehr ähnlich wie bei dem aktiven Impfen mit Totimpfstoffen: Das „Kügelchen" enthält nichts mehr von der Ausgangssubstanz – der Impfstoff enthält keinen lebenden Erreger mehr. Doch beide Substanzen, also das „Kügelchen" und der Impfstoff zeigen dem Körper, gegen was er sich zu wehren lernen muss.

<u>Lebensumstände</u>

Schließlich können auch noch die Lebensumstände – Eisengießer in ungelüfteten Räumen, Gewalt in der Ehe, Obdachlosigkeit – zu Erkrankungen führen.

Hier besteht keine Ähnlichkeit mit dem Impfen.

- - -

Impfungen sind nichts, was sich besonders stark von den anderen Heilungsmethoden unterscheidet – insbesondere nicht von den physischen Ansätzen der Schulmedizin. Es besteht sogar eine sehr große Ähnlichkeit mit den meisten physischen Ansätzen – und außerdem ein große Ähnlichkeit zu dem homöopathischen Verfahren.

7. Entscheidung

♎

Impfungen sind eine Kontakt-Maßnahme, eine Anregungs-Therapie, ein Lernvorgang. Bei ihr begegnet dem Körper ein Stoff, den er betrachtet, als Feind erkennt und dann an ihm übt, wie er sich gegen ihn wehren kann.

Das gilt sowohl für das Impfen als auch für das Einnehmen von homöopathischen Kügelchen. Beide Ansätze sind Hilfen zur Selbsthilfe – beide Ansätze stellen dem Körper pädagogisch wertvolle Lernmittel zur Verfügung, die dem Körper das Lernen einer Fähigkeit ermöglichen, die er später möglicherweise einmal brauchen wird, um sich gegen den Angriff eines Krankheitserregers zu wehren.

Wenn die Krankheit schon eingetreten ist, helfen nur noch die passive Impfung, aber auch die Globuli der Homöopathie weiter.

Sowohl das Impfen als auch die Homöopathie sind Lern-Heilungen. Die beiden Heilungs-Ansätze des Wiederherstellens eines Gleichgewichtes der Elemente und des Wiederfindens der heilen Grundschwingung durch die Frequenzmedizin haben zwar auch diese „medizinisch-pädagogische" Ausrichtung, aber während das aktive Impfen und die Globuli den Körper zur eigenen Aktivität anregen, stellen die Elemente-Medizin und die Frequenzmedizin den heilen Zustand von außen her wieder her. Die Elemente-Medizin und die Frequenzmedizin haben daher mehr Ähnlichkeit mit den passiven Impfungen, die dem Körper die benötigten Antiköper zufügen.

Daher wirken die Elemente-Medizin und die Frequenzmedizin wie die passive Impfung nicht dauerhaft, sondern müssen immer wieder eingesetzt werden, um das biologisches System des Menschen neu zu justieren. Diese drei Ansätze helfen dem Körper nur sehr indirekt wieder zu lernen, wie sein gesunder und widerstandsfähiger Zustand aussieht. Stattdessen sind sie mehr wie Helfer im Außen, die immer wieder einmal gebraucht werden, um den gesunden Zustand wiederherzustellen.

8. Ängste

ᴍ

Dafür und dagegen

Eingriffe in den eigenen Körper lösen Ängste aus – das ist schon immer so gewesen. und das Impfen ist ein Eingriff in den eigenen Körper.

Diese Ängste sind bei denen, für die die Freiheit des Einzelnen am wichtigsten ist, naturgemäß deutlich größer als bei denen, denen der Schutz durch die Gemeinschaft am wichtigsten ist. Dieser Gegensatz von Freiheit und Solidarität findet sich auch in der Wirtschaft als Freie Marktwirtschaft und Zentrale Planwirtschaft sowie in der Politik als Liberalismus und Sozialismus. Bei dem Impfen zeigt sich also eine Grund-Polarität in der Ausrichtung der Menschen: Freiheit oder Sicherheit, Ich oder Wir.

Die Freiheitlichen findet es gut, wenn die Impfungen freiwillig sind – die Sozialen finden es hingegen gut, wenn die Impfungen eine allgemeine Vorschrift sind …

Wie die Polarisierung der Meinungen während der Corona-Krise gezeigt hat, steigert sich dieser Gegensatz so weit, dass es schließlich keine sicher als richtig feststallbaren Argumente, Statistiken, Untersuchungen usw. mehr gibt – und auch kaum noch einer der Gegenseite zuhört. Der Grund dafür ist einfach: Die einen haben eine existentielle Angst um ihre Freiheit wegen der vielen Vorschriften – und die anderen haben eine existentielle Angst um ihr Leben wegen der vielen Menschen, die sich so unvorsichtig verhalten. Das gemäßigte – und oft ratlose – Mittelfeld wurde in dieser angsterfüllten Lage immer kleiner.

Die Impfbefürworter sind weitgehen homogen – obwohl es auch da diejenigen gibt, die die Ärzte täglich danach drängeln, dass sie ihnen endlich die nächste Spritze geben, und diejenigen, die das Impfen sinnvoll finden, aber weitgehend gelassen bleiben.

Bei den Impfgegnern gibt es jedoch drei Gruppen:

1. Die Impfmüden, die einfach keine Lust auf noch eine Impfung haben und

die den Sinn davon nicht einsehen;

2. die meist medizinisch gebildeten und zur Alternativmedizin neigenden Impfskeptiker, die das Impfen zwar generell sinnvoll finden, aber den Zeitpunkt, die Art der Durchführung u.ä. nicht richtig finden, und

3. die Impfgegner, die massiv gegen das Impfen sind und sich dadurch bedroht fühlen.

Den Umfragen zufolge sind in Bezug auf die Impfungen 53% dafür, 21% eher dafür, 20% unentschieden, 4% eher ablehnend, und 2% ablehnend. Das bedeutet, dass ca. 6% der Bevölkerung Impfgegner sind. Die Antworten ändern sich geringfügig, wenn nach speziellen Impfungen gegen eine bestimmte Krankheit gefragt wird – offenbar gibt es eine Differenzierung bezüglich der Krankheiten.

Ein wichtiger Punkt, der vermutlich vor allem die „Impfmüden" prägt, ist die weitgehende Verbannung vieler Krankheiten durch das Impfen, sodass die meisten Menschen diese Krankheiten gar nicht mehr aus eigener Anschauung kennen.

Impfgegner

Anfangs ist gesagt worden, dass die Impfgegner eine weitgehend „freiheitliche Weltanschauung" haben, da sie offensichtlich die eigene Freiheit verteidigen. Es gibt einige Umfragen, die zu verstehen versucht haben, wie die Impfgegner die Welt sehen und welche Werte sie haben. Diese Umfragen haben zu den folgenden Ergebnissen geführt:

- Sie Impfgegner haben einen ausgeprägten Freiheitsdrang und einer ihrer höchsten Werte ist der Individualismus.

- Sie sind auffallend oft Anthroposophen, haben ein esoterisch-spirituelles Weltbild und gehören teilweise der Scientology oder der Moon-Sekte an. Diese Gruppierungen vertreten ein freiheitlich-individualistisches Menschenbild.

- Sie bevorzugen sehr deutlich die Naturheilkunde und die Alternativmedizin und der Anteil an Homöopathen ist bei ihnen sehr hoch. Sie bevorzugen also

Alternativen zu dem Impfen.

- Sie bevorzugen eine bindungsorientierte Erziehung, d.h. sie sehen in der Familie und in der Heimat einen großen Wert. Dem entsprechen die tendenziell rechten politischen Ansichten.

- Es gibt auch die Ablehnung von Impfungen aus religiösen Gründen, wobei diese recht verschieden aussehen können und von der Ablehnung aus vegetarischen Gründen (die Bakterien, aus denen einige Impfstoffe hergestellt werden, sind Lebewesen) über die Ansicht, dass Impfung eine Beeinträchtigung des Gottvertrauens sind, bis hin zu religiösen Geboten, die aus Heiligen Schriften hergeleitet werden. Diese Form der Ablehnung findet sich bei einigen christlichen Gruppierungen in den USA (Amische), bei den Rastafari auf Jamaika und anderswo (Bob Marley starb an einer Blutvergiftung, die er aus religiösen Gründen nicht behandeln ließ), im „Bibelgürtel" in den Niederlanden, bei ultraorthodoxe Juden, bei den Taliban in Afghanistan und Pakistan, bei einigen anderen islamischen Gruppierungen, bei einigen islamistischen Extremisten wie den Al-Shanaab und Boko-Haram in Nigeria usw. Diese Gründe der Ablehnung entsprechen der engen Heimatverbundenheit, die wie die Religion einen Halt in einer unübersichtlichen Welt gibt.

- Sie leugnen teilweise die Wirkung von Viren und einige haben einen Ekel vor Blut und Spritzen – doch das ist beides eher selten und ist auch kein durchgehendes Merkmal.

- Die Hervorhebung der selten auftretenden Impfschäden passt als Gesprächsstrategie und als tatsächlich vorhandene Angst zu dem bisher Gesagten. Dasselbe gilt für die relativ häufig vorgefundenen Verschwörungstheorien.

Die Impfgegner lassen sich also sehr deutlich als der Teil der Menschen beschreiben, für die die individuelle Freiheit ein sehr hoher Wert ist.

Krise

Eine Impfung ist eine Krise – allerdings sind die Symptome der Impfung in so gut wie allen Fällen deutlich kleiner als die Symptome der Krankheit, vor der sie schützen soll.

Es hat allerdings auch schon Impfungen von Gruppen gegeben, nach denen bei fast der gesamten Gruppe heftige Symptome aufgetreten sind. Das scheint jedoch allen Statistiken zufolge die Ausnahme und nicht die Regel zu sein. Möglicherweise ist die Ursache solcher in einer ganzen Gruppe auftretender Symptome eine schadhafte Impfstoff-Charge.

Generell kann man das aktive Impfen als ein Lernen in einer kleiner Krise ansehen, durch die der Körper anschließend auf die große Krise – also die Krankheit, gegen die er geimpft worden ist – vorbereitet ist.

Glücklicherweise lernt der Körper durch Impfungen verlässlicher als Menschen durch ihre Einsicht, denn sonst hätten die Menschen schon nach den ersten Dürren, Wirbelstürmen und Überschwemmungen etwas gegen den Klimawandel unternommen. Doch diese kleinen Katastrophen hatten leider keinen „Impfungs-Effekt" auf die menschliche Psyche, sodass wir Menschen offensichtlich weiterhin erst einmal die großen Katastrophen abwarten.

Gesundheit

Das Ziel der Impfungen ist die Gesundheit und die Vermeidung von Krankheiten, die schwere körperliche Schäden verursachen und teilweise zum Tod führen.

Nun gibt es ja auch noch den Hunger auf der Erde, an dem täglich 24.000 Menschen sterben, die generelle Armut und auch der Mangel an sauberem Wasser und Hygienemöglichkeiten. An welcher Stelle würde das Impfen stehen, wenn man diese Ursachen vergleicht?

- Jährlich sterben ca. 1 Millionen Menschen in Kriegen.

- Jährlich sterben ca. 2 Millionen Menschen an Krankheiten, die durch Impfungen hätten vermieden werden können.

- Jährlich sterben 9 Millionen Menschen an Hunger und haben in der Regel auch kein sauberes Wasser zur Verfügung.

Natürlich wäre es am besten, wenn niemand mehr ungeimpft bleiben müsste, der das nicht von sich aus will, wenn niemand mehr im Krieg sterben müsste und wenn niemand mehr verhungern müsste – doch diese drei Ziele werden schon seit längerem vergeblich von den Menschen angestrebt.

Den Krieg kann man nicht mit Geld aus der Welt schaffen, aber es wäre sinnvoll, einmal durchzurechnen, wie groß der finanzielle Aufwand wäre, zum einen allen Menschen ausreichend Impfstoff zur Verfügung zu stellen und ihnen zum anderen ausreichend Nahrung bzw. Möglichkeiten zur Nahrungsmittelproduktion zur Verfügung zu stellen.

Aus dem oben angeführten Vergleich ergibt sich recht deutlich, welche Maßnahmen man vorrangig ergreifen sollte, wenn man möglichst viele Menschenleben retten will.

10. Gesetze

Nachdem 1796 die ersten Impfungen durchgeführt worden sind, gab es bereits um 1800 die ersten Impfgegner.

1807 hat Bayern als weltweit erster Staat die Impfpflicht eingeführt.

1875 wurde im Deutschen Reich wegen einer Pocken-Epidemie das Impfen für alle Kinder zur Pflicht. Daraufhin nahm die Zahl der Impfgegner deutlich zu.

Für die Entwicklung des ersten wirksamen passiven Impfstoffes gegen Diphterie (eine Erkrankung der Atemwege) im Jahr 1890 erhielt Emil von Behring 1901 den ersten je vergebenen Nobelpreis für Medizin.

1908 gab es viele organisierte Impfgegner, die den Rückgang der Krankheiten auf andere Ursachen als das Impfen zurückführten – z.B. auf die zunehmende Hygiene. Das gerne vorgebrachte Hygiene-Argument lässt sich jedoch dadurch leicht widerlegen, dass auch Impfköder gegen Tollwut erfolgreich sind und dass Polio-Impfungen auch in Gegenden mit sehr geringem hygienischem Verhalten erfolgreich sind.

Im Nationalsozialismus wurde das Impfen zur allgemeinen Pflicht, um die Wehrtüchtigkeit der Bevölkerung aufrecht zu erhalten.

1959 entschied das Bundesverwaltungsgericht, dass die Impfpflicht nicht dem Persönlichkeitsrecht widerspricht.

In Deutschland ist heute die Impfung der Kinder vor dem Besuch der Kinder im Kindergarten Pflicht. Wenn die Eltern das ablehnen, müssen sie zu einem Beratungstermin erscheinen.

Generell muss in Deutschland jeder Soldat einen vollständigen Impfschutz gegen zehn verschiedene Krankheiten haben.

Weiterhin können Impfungen bei einer Epidemie-Gefahr vom deutschen Staat verordnet werden. Es können auch teilweise Impfpflichten erlassen werden, die sich auf bestimmte Regionen, bestimmte Berufe oder auf Einzelpersonen beziehen, die in Gefahrengebiete reisen.

Waldorfschulen und in geringerem Maße auch Montessori-Kindergärten und Montessori-Schulen sind oft die Ausbruchsorte von Masern, da die Kinder dort nur selten geimpft sind. Unter Anthroposophen und auch in homöopathisch orientierten Kreisen werden sogar „Masernpartys" veranstaltet, um die Kinder mit Masern anzustecken, damit sie anschließend auf natürliche Weise den Schutz vor Masern haben.

In den Corona-Jahren 2021/2022 lehnte das Bundesverfassungsgericht Einwände gegen die „einrichtungsbezogene Impfpflicht", also vor dem Betreten von Pflegeeinrichtungen wie Krankenhäuser, Psychiatrien, Kindergärten usw. ab. Es musste in der Praxis allerdings nur der Nachweis, dass man nicht an Covid erkrankt ist, vorgewiesen werden.

Während der Covid-19-Pandemie fand eine deutliche Radikalisierung der Impfgegner statt.

2022 gab es eine Diskussion über eine allgemeine Impfpflicht, die jedoch nicht eingeführt wurde, da die Krankenkassen die Zuständigkeit für die Kontrolle dieser Impfpflicht, die ihnen übertragen werden sollte, ablehnten. Letztlich wurden alle Anträge auf eine Impfpflicht vom Bundestag abgelehnt.

Auch die WHO ist mit der Bestrebung, bei Pandemien von den Einzelstaten die Gesetzgebung zur Impfpflicht und zur Leitung der Maßnahmen übertragen zu bekommen, gescheitert.

Es bestehen große Unterschiede im Impfrecht von Land zu Land.

11. Technik

≈

<u>Hoffnungen</u>

Die Benutzung der RNS von Krankheits-Erregern war eine große Neuerung bei den Impfungen, doch was ist noch alles möglich? Das lässt sich wie bei vielen Entwicklungen nicht im Voraus sagen.

Eine noch ziemlich utopische Möglichkeit wäre das Züchten von Viren, die nur die Bakterien befallen, die die Krankheit auslösen, aber nicht den Wirt dieser Bakterien, also nicht den Menschen. Das Risiko der unbekannten Wirkung eines von Menschen gezüchteten Virus ist offensichtlich …

Eine ähnliche Idee ist die Entwicklung von Nanobots, also von winzigen Robotern, die so klein sind, dass sie sich durch Blutbahnen bewegen können und dort Viren und Bakterien aufspüren können. Sie wären dann sozusagen eine technische Unterstützung der weißen Blutkörperchen. Doch von der Produktion solcher Nanobots ist die Technik heute noch weit entfernt. Auch hier sind die Wirkungen und Nebenwirkungen auf den Körper zunächst einmal nicht abzusehen.

<u>Bedrohungen</u>

Im Bereich der Verschwörungstheorien wird des öfteren behauptet, dass die Impfungen nur dem Profit der Pharma-Konzerne dienen.

Allerdings würde die Pharmaindustrie an der Behandlung chronischer Krankheiten deutlich mehr verdienen als an den Impfstoffen, die diese Krankheiten verhindern sollen. Zudem ist die Impfstoffherstellung im Vergleich zu der Herstellung von anderen Medikamenten sehr aufwendig und daher auch sehr teuer. Finanziell lohnt sich das Herstellen der Impfstoffe für die Pharmakonzerne nicht besonders – sie können mit Heilmitteln gegen chronische Erkrankungen deutlich mehr verdienen.

Weiterhin ersparen die Impfungen dem Gesundheitssystem große Heilungs-Kosten und vermeiden vorübergehende Verluste an Arbeitskraft. Die Krankenkassen geben nur 0,6% ihrer gesamten Leistungen für Impfungen aus.

Es sind einige Ausnutzungen der Not der Menschen in der Pandemie durch Politiker bekannt geworden, die an den Vermittlungsgebühren, die die Hersteller von Atemschutzmasken u.ä. an sie zahlen mussten, bekannt geworden. Das ist allerdings kein Problem des Impfens, sondern ein generelles Problem der Politiker, die des öfteren Möglichkeiten sehen, sich auf legale, halblegale oder illegale Weise zu bereichern.

12. Symbiose

$$\text{H}$$

Man kann Impfungen als eine künstlich herbeigeführte Symbiose mit lebenden oder toten Erregern auffassen. Es ist nicht exakt eine Symbiose wie z.B. zwischen dem Menschen und den Bakterien im Darm, die es der Verdauung ermöglichen, aber es schon ein Zusammenwirken von zwei nicht-verwandten Arten.

Man kann die Impfung auch mit der Ernährung vergleichen, bei der ja auch benötigte Stoffe aufgenommen werden, oder noch klarer mit der Einnahmen von Tabletten mit Darmbakterien, die nach der Einnahme von Antibiotika oder nach heftigem Durchfall abgetötet worden sind.

Auch das Zusammenleben der Menschen mit den Pflanzen, Tieren, Pilzen, Bakterien und Viren auf der Erde ist – sehr weit gefasst – eine Symbiose, bei der alle von den Taten der anderen abhängen. So bestäuben z.B. die Bienen das Getreide, aus dem dann das Brot für die Menschen gebacken wird, die wiederum die Bienen beschützen – oder dies zumindest schon aus purem Egoismus tun sollten.

Die Impfungen sind eine Form der Symbiose, die sich nicht natürlich ergibt, sondern die von den Menschen erdacht worden ist, um Krankheiten zu vermeiden. Vielleicht sollte man jedoch statt „Symbiose" lieber „unfreiwillige Zusammenarbeit der Krankheits-Erreger mit dem Menschen" sagen …

Bücher von Harry Eilenstein

Magie für Anfänger
- Telepathie für Anfänger (60 S.)
- Telepathie für Fortgeschrittene (52 S.)
- Telekinese für Anfänger (52 S.)
- Analogien für Anfänger (56 S.)
- Omen und Orakel für Anfänger (52 S.)
- Lebenskraft für Anfänger (60 S.)
- Meditation für Anfänger (56 S.)
- Kundalini für Anfänger (100 S.)
- Hypnose für Anfänger (56 S.)
- Kampfmagie für Anfänger (172 S.)
- Auto-Movement für Anfänger (56 S.)
- Chakra-Magie für Anfänger (148 S.)
- Astralreisen für Anfänger (56 S.)
- Astrologie für Anfänger (120 S.)
- Astrologische Quadrate für Fortgeschrittene (72 S.)
- Partnerhoroskope für Anfänger (100 S.)
- Silberschnüre für Anfänger (52 S.)
- Zaubersprüche für Anfänger (60 S.)
- Ritual-Magie für Anfänger (56 S.)
- Mandalas für Anfänger (68 S.)
- Geldzauber für Anfänger (56 S.)
- Liebeszauber für Anfänger (52 S.)
- Invokationen für Anfänger (52 S.)
- Evokationen für Anfänger (60 S.)
- Geister für Anfänger (52 S.)
- Elfen für Anfänger (56 S.)
- Magie-Forschung für Anfänger (140 S.)
- Magie-Romantik für Anfänger (60 S.)
- Selbsterkenntnis für Anfänger (52 S.)
- Einweihungen für Anfänger (60 S.)
- Drogen-Kabbala für Anfänger (216 S.)
- Zahlensymbolik für Anfänger (60 S.)
- Die Sprache des Mondes – für Anfänger (116 S.)
- Zaubergesänge für Anfänger (100 S.)
- Zukunftschau für Anfänger (60 S.)
- Schamanismus für Anfänger (52 S.)
- Schwitzhütten für Anfänger (52 S.)
- Magische Gegenstände für Anfänger (68 S.)
- Übertragungen für Anfänger (68 S.)
- Zaubertränke für Anfänger (64 S.)
- Magie-Gesten für Anfänger (252 S.)
- Da'ath-Magie für Anfänger (64 S.)
- Magie-Heilungen für Anfänger (68 S.)
- Kornkreise für Anfänger (348 S.)
- Feng Shui für Anfänger (96 S.)
- Tao für Anfänger (112 S.)
- Magie für Anfänger – Sammelband   I   (696 S.)
- Magie für Anfänger – Sammelband   II (664 S.)
- Magie für Anfänger – Sammelband   III (580 S.)
- Magie für Anfänger – Sammelband   IV (700 S.)
- Magie für Anfänger – Sammelband   V   (676 S.)
- Magie für Anfänger – Sammelband   VI (640 S.)

Magie
- Handbuch für Zauberlehrlinge (408 S.)
- Wie man das Pentagramm-Ritual zum Leben erweckt (308 S.)
- Tarot (104 S.)
- Physik und Magie (184 S.)
- Die Synthese von Physik und Magie (200S.)
- Die Magie-Formel (156 S.)
- Schwarze Löcher in der Magie (56 S.)
- Krafttiere – Tiergöttinnen – Tiertänze (112 S.)
- Schwitzhütten (524 S.)
- Mythen und Magie der Harfe (116 S.)
- Drei Adeptus Major Rituale (192 S.)
- Drei Adeptus Exemptus Rituale (120 S.)
- Zwei Infans Abyssi Rituale (128 S.)

Traumreisen
- Traumreisen zu Heilpflanzen (700 S.)
- Traumreisen zum kabbalistischen Lebensbaum (132 S.)

Meditation
- Der Lebenskraftkörper (230 S.)
- Die Chakren (100 S.)
- Das Chakren-System mit den Nebenchakren (296 S.)
- Organe und Chakren (64 S.)
- Die platonischen Körper in den Chakren (156 S.)
- Meditation (140 S.)
- Drachenfeuer (124 S.)
- Kundalini I (676 S.)
- Kundalini II (672 S.)
- Reinkarnation (156 S.)
- einsgerichtet (140 S.)

Astrologie
- Astrologie (496 S.)
- Photo-Astrologie (428 S.)
- Die astrologischen Aspekte (88 S.)
- Horoskop und Seele (120 S.)

Kabbala
- Kursus der praktischen Kabbala (150 S.)
- Eltern der Erde (450 S.)
- Blüten des Lebensbaumes:
    1. Die Struktur des kabbalistischen Lebensbaumes (370 S.)
    2. Der kabbalistische Lebensbaum als Forschungshilfsmittel (580 S.)
    3. Der kabbalistische Lebensbaum als spirituelle Landkarte (520 S.)
- Logik und Wirkung der Analogie (700 S.)

Eilenstein, Frater V.D., Knecht, Büdenbender
- Magie heute – Berichte aus der Praxis (288 S.)

Büdenbender, Eilenstein
- Chaos, Alk und Magic (436 S.)

Germanen

1. Die Entwicklung der germanischen Religion (556S.)
2. Lexikon der germanischen Religion (576S.)
3. Der ursprüngliche Göttervater Tyr (584S.)
4. Tyr in der Unterwelt: der Schmied Wieland (228S.)
5. Tyr in der Unterwelt: der Riesenkönig 1 (448S.)
6. Tyr in der Unterwelt: der Riesenkönig 2 (452S.)
7. Tyr in der Unterwelt: der Zwergenkönig (304S.)
8. Der Himmelswächter Heimdall (140S.)
9. Der Sommergott Baldur (228S.)
10. Der Meeresgott: Ägir, Hler und Njörd (176S.)
11. Der Eibengott Ullr (148S.)
12. Die Zwillingsgötter Alcis (292S.)
13. Der neue Göttervater Odin 1 (672S.)
14. Der neue Göttervater Odin 2 (160S.)
15. Der Fruchtbarkeitsgott Freyr (320S.)
16. Der Chaos-Gott Loki (608S.)
17. Der Donnergott Thor (600S.)
18. Der Priestergott Hönir (76S.)
19. Die Göttersöhne (204S.)
20. Die unbekannteren Götter (248S.)
21. Die Göttermutter Frigg (220S.)
22. Die Liebesgöttin: Freya und Menglöd (424S.)
23. Die Erdgöttinnen (212S.)
24. Die Korngöttin Sif (104S.)
25. Die Apfel-Göttin Idun (144S.)
26. Die Hügelgrab-Jenseitsgöttin Hel (288S.)
27. Die Meeres-Jenseitsgöttin Ran (112S.)
28. Die unbekannteren Jenseitsgöttinnen (384S.)
29. Die unbekannteren Göttinnen (308S.)
30. Die Nornen (328S.)
31. Die Walküren (636S.)
32. Die Zwerge (424S.)
33. Der Urriese Ymir (220S.)
34. Die Riesen (384S.)
35. Die Riesinnen (368S.)
36. Mythologische Wesen (280S.)
37. Mythologische Priester und Priesterinnen (220S.)
38. Sigurd/Siegfried (672S.)
39. Helden und Göttersöhne (628S.)
40. Die Symbolik der Vögel und Insekten (496S.)
41. Die Symbolik der Schlangen, Drachen und Ungeheuer (616S.)
42.a Die Symbolik der Herdentiere 1 (448S.)
42.b Die Symbolik der Herdentiere 2 (304S.)
43. Die Symbolik der Raubtiere (372S.)
44. Die Symbolik der Wassertiere und sonstigen Tiere (164S.)
45. Die Symbolik der Pflanzen (192S.)
46. Die Symbolik der Farben (124S.)
47. Die Symbolik der Zahlen (640S.)
48. Die Symbolik von Sonne, Mond und Sternen (596S.)
49.a Das Jenseits 1 – Das Hügelgrab (428S.)
49.b Das Jenseits 2 – Der Jenseitsweg (484S.)
50. Astralreise, Seelenvogel, Utiseta und Einweihung (420S.)
51. Wiederzeugung und Wiedergeburt (476S.)
52. Elemente der Kosmologie (412S.)
53. Der Weltenbaum (324S.)
54. Die Symbolik der Himmelsrichtungen und der Jahreszeiten (276S.)
55.a Mythologische Motive 1 – Aufbau (492S.)
55.b Mythologische Motive 2 – Vorgänge (480S.)
56. Der Tempel (397S.)
57. Die Einrichtung des Tempels (696S.)
58. Priesterin – Seherin – Zauberin – Hexe (428S.)
59. Priester – Seher – Zauberer (300S.)
60. Rituelle Kleidung und Schmuck (140S.)
61. Skalden und Skaldinnen (92S.)
62. Kriegerinnen und Ekstase-Krieger (224S.)
63. Die Symbolik der Körperteile (340S.)
64.a Magie und Ritual 1 – Magie (608S.)
64.b Magie und Ritual 2 – Kult (592S.)
64.c Magie und Ritual 3 – Heilung (192S.)
65. Gestaltwandler (316S.)
66.a Magische Angriffs-Waffen (660S.)
66.b Magische Verteidigungs-Waffen (328S.)
67. Magische Werkzeuge und Gegenstände (348S.)
68. Zaubersprüche (340S.)
69. Göttermet (416S.)
70. Zaubertränke (72S.)
71. Träume, Omen und Orakel (284S.)
72. Runen (252S.)
73. Sozial-religiöse Rituale (328S.)
74. Weisheiten und Sprichworte (540S.)
75. Kenningar (664S.)
76. Rätsel (160S.)
77. Die vollständige Edda des Snorri Sturluson (512S.)
78. Frühe Skaldenlieder (224S.)
79.a Mythologische Sagas 1 (488S.)
79.b Mythologische Sagas 2 (372S.)
80. Hymnen an die germanischen Götter (684S.)

nicht Teil der Germanen-Reihe:

- Odin (300 S.)

Kelten

- Cernunnos (690 S.)
- Taliesin (228 S.)
- Der Kessel von Gundestrup (220 S.)
- Der Chiemsee-Kessel (76)

Inder

- Dakini (80 S.)
- Vajra (76 S.)

Griechen

- Pan (336 S.)
- Poseidon (668 S.)

Religion allgemein
- Die sieben Schritte des Lebens (428 S.)
- Muttergöttin und Schamanen (168 S.)
- Totempfähle (440 S.)
- Der Urriese (168 S.)

Jungsteinzeit
- Göbekli Tepe (472 S.)
- Die Göttin von Göbekli Tepe (144 S.)
- Die Rituale von Göbekli Tepe (112 S.)

Ägypten
- Hathor und Re 1: Götter und Mythen im
  im Alten Ägypten (432 S.)
- Hathor und Re 2: Die altägyptische Religion
  – Ursprünge, Kult und Magie (396 S.)
- Isis (508 S.)
- Ma'at (200 S.)

Indogermanen
- Die Entwicklung der indogermanischen
  Religionen (700 S.)
- Wurzeln und Zweige der indogermanischen
  Religion (224 S.)

Christentum
- Christus (60 S.)
- Die Biographie des Teufels (144 S.)
- Die Magie der Propheten Elias und Elisa (96 S.)

Psychologie
- Über die Freude (100 S.)
- Das Geheimnis des inneren Friedens (252 S.)
- Das Beziehungsmandala (52 S.)
- Gefühle und ihre Verwandlungen (404 S.)
- einsgerichtet (140 S.)
- Liebe und Eigenständigkeit (216 S.)
- Von innerer Fülle zu äußerem Gedeihen (52 S.)
- Kreative Hochzeits-Rituale (56 S.)

Heilung
- Die Symbolik der Krankheiten (76 S.)

Kunst
- Herz des Tanzes – Tanz des Herzens (160 S.)
- Die Wurzeln der Kunst (60 S.)
- Wege zur Musik-Improvisation (32 S.)

Drama
- König Athelstan (104 S.)

Roman
- Maran der Schamane (548 S.)
- Maran der Zauberlehrling (676 S.)
- Maran der Harfner (700 S.)
- Maran der Krieger (700 S.)
- Maran der Magier (900 S.)
- Maran der Weise (900 S.)

Entwürfe für die Zukunft
1. Die 12 Stile des Tierkreises (164 S.)
2. Die 12 Gedanken zur Energie (108 S.)
3. Die 12 Phänomene der Schwingungen (60 S.)
4. Die 12 Qualitäten des Wassers (92 S.)
5. Die 12 Fundamente des Wohnens (96 S.)
6. Die 12 Grundprinzipien einer umfassenden
   Gesundheit (32 S.)
7. Die 12 Zonen des menschlichen Körpers (80 S.)
8. Die 12 Zutaten der Ernährung (60 S.)
9. Die 12 Flüge der Bienen (148 S.)
10. Die 12 Sichtweisen auf Genußmittel und Drogen (96 S.)
11. Die 12 Möglichkeiten der ganzheitlichen Medizin (92 S.)
12. Die 12 Ansichten über das Impfen (36 S.)
13. Die 12 Leitlinien der Erziehung (44 S.)
14. Die 12 Richtungen des Denkens (84 S.)
15. Die 12 Arten des Lernens (56 S.)
16. Die 12 Seiten einer umfassenden Bildung (36 S.)
17. Die 12 Ansätze zu effektivem Handeln (76 S.)
18. Die 12 Konzepte der Arbeit (48 S.)
19. Die 12 Arten der neuen Technologien (36 S.)
20. Die 12 Betrachtungsweisen der künstlichen
    Intelligenz (48 S.)
21. Die 12 Eigenheiten des Geldes (40 S.)
22. Die 12 Funktionen der Steuern (56 S.)
23. Die 12 Betrachtungsweisen der Sozialberufe (60 S.)
24. Die 12 Strategien der Macht (64 S.)
25. Die 12 Anforderungen an ein neues Wertesystem (48 S.)
26. Die 12 Bausteine einer neuen Gesellschaftsform (52 S.)
27. Die 12 Tore zur Sophikratie (80 S.)
28. Die 12 Pfade zum Frieden (48 S.)
29. Die 12 Säulen des Naturrechts (56 S.)
30. Die 12 Grundlagen der Beziehungen (52 S.)
31. Die 12 Spielfelder des Fußballs (108 S.)
32. Die 12 Wege der Kunst (60 S.)
33. Die 12 Wurzeln eines erfüllten Lebens (44 S.)
34. Die 12 Bereiche des Bewußtseins (56 S.)
35. Die 12 Tempel der Religionen (84 S.)
36. Die 12 Aspekte eines einheitlichen
    spirituell-physikalischen Weltbildes (72 S.)
37. Die 12 Dynamiken der Verwandlung (44 S.)
- Sammelband 1 „Natur" (492 S.)
- Sammelband 2 „Gesundheit" (512 S.)
- Sammelband 3 „Bildung" (524 S.)
- Sammelband 4 „Gesellschaft" (416 S.)
- Sammelband 5 „Psyche" (380 S.)

die „Anfänger"-Reihe
- The Synthesis of Physics and Magic (192 p.)
- Telepathy for Beginners (60 p.)
- Telepathy for Advanced Learners (52 p.)
- Telekinesis for Beginners (56 p.)
- Life Force for Beginners (76 p.)
- Kundalini for Beginners (104 p.)
- Astral Projection for Beginners (60 p.)
- Meditation for Beginners (60 p.)
- Prophecy for Beginners (60 p.)
- Ritual Magic for Beginners (64 p.)
- Magic Chant for Beginners (108 p.)
- Invocations for Beginners (52 p.)
- Evocations for Beginners (62 p.)
- Auto-Movement for Beginners (60 p.)
- Elves for Beginners (56 p.)
- Hypnosis for Beginners (56 p.)
- Love Magic for Beginners (52 p.)
- Money Magic for Beginners (60 p.)
- Magic Objects for Beginners (64 p.)
- Shamanism for Beginners (52 p.)
- Chakra-Magic for Beginners (148 p.)
- Language of the Moon – for Beginners (128 p.)
- Self Knowledge for Beginners (60 p.)
- Da'ath-Magic for Beginners (64 p.)
- Astrology for Beginners (112 p.)
- Number Symbolism for Beginners (64 p.)
- Mandalas for Beginners (76 p.)
- Crop Circles for Beginners (344 p.)
- Feng Shui for Beginners (96 p.)
- Magic Research for Beginners (140 p.)
- Magic for Beginners – Anthology I (636 p.)
- Magic for Beginners – Anthology II (616 p.)
- Magic for Beginners – Anthology III (684 p.)
- Magic for Beginners – Anthology IV (580 p.)

Eilenstein, Frater V.D., Knecht, Büdenbender
- Living Magic (261 S.) (= „Magie heute")

sonstige englische Ausgaben
- The Biography of the Devil (140 S.)
- The Synthesis of Physics and Magic (192 S.)
- The Chakra-System with the Minor Chakras (304 S.)

www.ingramcontent.com/pod-product-compliance
Lightning Source LLC
LaVergne TN
LVHW081305210726
843509LV00019B/225